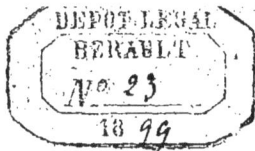

CONTRIBUTION A L'ÉTUDE

DES

RAPPORTS DE LA TUBERCULOSE

ET DE L'ARTHRITISME

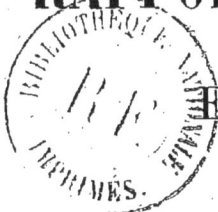

PAR

J. RANCOULE

DOCTEUR EN MÉDECINE

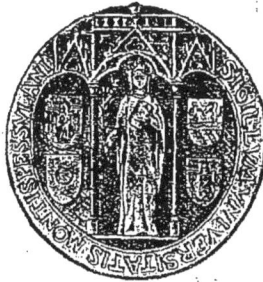

MONTPELLIER

IMPRIMERIE Gustave FIRMIN et MONTANE

Ancien Hôtel de la Faculté des Sciences

—

1899

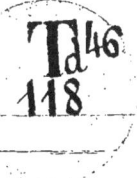

CONTRIBUTION A L'ÉTUDE

DES

RAPPORTS DE LA TUBERCULOSE

ET DE L'ARTHRITISME

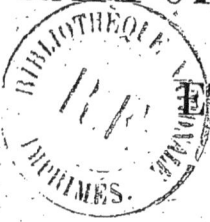

PAR

J. RANCOULE

DOCTEUR EN MÉDECINE

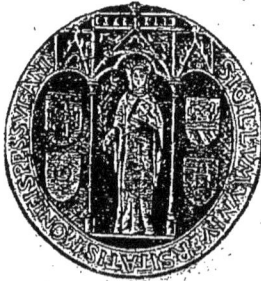

MONTPELLIER

IMPRIMERIE Gustave FIRMIN et MONTANE
Ancien Hôtel de la Faculté des Sciences

—

1899

A LA MÉMOIRE DE MA MÈRE

A MON PÈRE

A TOUS LES MIENS

A MES AMIS

J. RANCOULE.

AVANT-PROPROS

Nous voici arrivé au terme de nos études médicales et sur le point de quitter cette Faculté qui nous fut si hospitalière. Avant d'accomplir notre dernier acte, nous croirions manquer à notre devoir en ne nous acquittant pas des dettes de reconnaissance que nous avons contractées envers notre Maître M. le professeur Sarda. Elles sont si nombreuses, que c'est avec sincérité et émotion que nous nous demandons si nous pourrons jamais les lui rappeler toutes. S'autorisant des liens d'amitié déjà anciens qui l'unissaient à notre famille, il sut la remplacer auprès de nous. C'est lui qui nous accueillit le premier, non en maître qui en impose à ses élèves, mais en ami. C'est lui qui guida nos premiers pas dans notre carrière médicale, qui a toujours soutenu notre courage si prompt à s'abattre ; son appui éclairé, ses conseils que nous aurions voulu tous mettre en pratique, ne nous firent jamais défaut aux moments difficiles et aux heures de découragement. Plus tard, nous avons tâché de mettre à profit le plus possible son enseignement clinique si clair et si lumineux, qu'il savait mettre à la portée de tous ses auditeurs.

C'est à lui encore que nous devons l'idée de notre travail ; il a bien voulu s'intéresser à nos recherches, et grâce à ses judicieux conseils, notre tâche a pu être menée à bonne fin.

Pour nous témoigner, une fois de plus, son amitié, il consent à présider notre thèse ; de cet honneur nous sentons tout le prix.

En quittant cette Faculté nous emportons le souvenir de ses bienfaits et c'est avec émotion que nous le prions, une fois de plus, de vouloir bien accepter, ici, l'expression de notre gratitude profonde et de notre entier dévouement.

M. le professeur-agrégé Vires fut, pour nous, un excellent camarade avant de devenir notre Maître. Lui aussi a droit à un gage sincère de gratitude et de reconnaissance de notre part. Nous lui disons merci pour la bienveillante amitié qu'il n'a cessé de nous témoigner et pour les précieux conseils qu'il nous a prodigués et qui nous ont si puissamment aidé dans la rédaction de notre travail.

Nous ne saurions, enfin, passer sous silence le temps trop court pendant lequel nous fûmes attaché comme interne aux services de l'hôpital de Constantine.

Que MM. les docteurs Leroy et Morsly reçoivent ici l'hommage de notre respect et de notre reconnaissance pour toutes les marques d'affection qu'ils n'ont cessé de nous prodiguer.

Que nos sympathiques camarades d'internat soient persuadés que nous n'oublions point le temps passé au milieu d'eux. Nous leur conservons toujours notre inaltérable amitié.

INTRODUCTION

Durant le stage que nous avons fait à l'hôpital général, dans le service alors dirigé par M. le professeur Sarda, notre attention a été souvent attirée sur ce fait que, chez bon nombre de malades atteints de bacillose, l'une des diverses manifestations de la diathèse arthritique, soit récente, soit antérieure, semblait avoir atténué les effets de la première maladie, et dans certains cas même avoir amené la guérison.

Dès lors, nous basant sur une série d'observations qui nous paraissent probantes, nous avons eu foi à notre tour en·cette sorte d'antagonisme.

Loin de prétendre avec nos seules connaissances, encore malheureusement si imparfaites, vouloir mettre au point une si importante question encore à l'étude, notre rôle s'est borné, dans le travail que nous soumettons à la bienveillante appréciation de nos Maîtres, à tâcher d'étudier les rapports de la tuberculose et de l'arthritisme. Nous nous sommes efforcé de montrer les conditions spéciales de l'évolution bacillaire chez les arthritiques et le rôle éminemment favorable à la guérison que joue l'arthritisme chez le tuberculeux. De cette étude nous sortons convaincu que le fatalisme de Laënnec : « Malheur à qui est touché » n'est plus de mise, et nous disons une fois de plus, après tant d'autres, que cette redoutable maladie, la tuberculose, est curable. Puissent les quelques éléments que nous avons réunis nous permettre de substituer cette notion plus consolante et plus vraie à la croyance trop répandue de notre impuissance.

Voici quel est le plan que nous nous sommes imposé dans notre travail :

Dans un premier chapitre, nous recherchons de quelle façon les cliniciens ont envisagé les rapports de l'arthritisme et de la bacillose. C'est là l'historique de la question.

Dans le second, nous tâchons de montrer, en nous basant sur les statistiques, la presque rareté de la tuberculose chez les arthritiques. Nous étudions le processus curateur de cette bacillose et nous donnons quelques observations qui permettent de saisir sur le fait ce même processus.

Dans le troisième, nous nous attachons à décrire quelques symptômes particuliers à la bacillose arthritique.

Dans un quatrième chapitre, enfin, nous étudions la marche spéciale de la bacillose chez les arthritiques ; nous cherchons à l'expliquer par des conditions générales et locales, et nous nous demandons si la constitution qualitative des humeurs de l'arthritique ne peut pas rendre compte des trêves que subit chez lui la bacillose.

Viennent ensuite les conclusions qui paraissent se dégager de cette étude.

CONTRIBUTION A L'ÉTUDE

DES

RAPPORTS DE LA TUBERCULOSE

ET DE L'ARTHRITISME

CHAPITRE PREMIER

EXPOSÉ DE LA QUESTION HISTORIQUE

A) Mais avant d'entrer dans l'exposé même de notre sujet, une définition s'impose : celle de l'arthritisme.

Qu'est-ce donc que l'arthritisme ? « On appelle maladies arthritiques, dit Bouchard (1), l'asthme, le rhumatisme, la goutte, les migraines, l'eczéma, la gravelle, les névralgies. L'observation montre que ces maladies sont groupées les unes près des autres avec une remarquable fréquence ; c'est la cons- tatation des données numériques fournies par la statistique» . Après avoir rassemblé tous ces groupes divers, Bouchard pré- tend que la diathèse arthritique constitue un vice nutritif général caractérisé par la nutrition retardante. Avec MM. les professeurs Sarda et Vires (2), nous donnerons au mot arthri-

---

(1) Bouchard. — *Maladie par ralentissement de la nutrition*, 1882.

(2) Sarda et Vires. — *Tuberculose pulmonaire chez les arthritiques.* (*Revue de la tuberculose*, juillet 1894).

tisme le sens et l'étendue que lui donne Bouchard et qui signifie nutrition retardante et viciée.

Voilà donc ce qu'est l'arthritisme d'après Bouchard ; mais cette définition, quelque claire et étendue qu'elle soit, n'est pas admise par tous les auteurs et elle n'est, en somme, qu'une définition statistique. Mais, pourrait-on nous demander, qu'est-ce qui caractérise l'arthritisme au point de vue clinique et biologique ? L'herpétisme de Lancereaux, qui est pour M. le professeur Grasset (1) à peu près l'arthritis de Bazin, l'arthritisme de Pidoux, les maladies par ralentissement de la nutrition de Bouchard, se manifeste par « des troubles purement dynamiques et vaso-moteurs, à savoir des fluxions sanguines ou séreuses, non seulement des articulations et des membranes tégumentaires, mais encore des viscères ; dans une deuxième phase, par des désordres matériels et trophiques se localisant aux cartilages, os, tissu fibreux ».

M. le professeur Grasset, se plaçant au point de vue clinique, ajoute au tableau de Bouchard deux choses : la faculté des fluxions et la tendance aux scléroses.

Duclos de Tours (2) (leçons cliniques publiées dans le *Journal des Praticiens*, 8 juin 1895) insiste sur ces fluxions congestives se faisant sur divers appareils, dont le caractère essentiel est la soudaineté et dont l'intensité contraste avec leur fugacité.

La définition biologique de l'arthritisme, nous ne pouvons la donner ici. Elle se dégage des conclusions tirées de notre travail.

Voyons maintenant comment ont été compris ou relatés les rapports de la tuberculose et de l'arthritisme.

---

(1) Grasset.— *Clinique médicale*. Montpellier, 1896.

(2) Duclos de Tours, cité par Grasset.— *Clinique médicale*, Montpellier, 1896.

Dans son ouvrage intitulé : *De Arthritide anomala,* Musgrave parle de la phtisie arthritique. Elle a une forme chronique ; elle marche lentement sans être accompagnée de beaucoup de fièvre hectique.

C'est aussi l'opinion de Morton (1). La phtisie arthritique a une forme chronique et cause moins de toux que de difficulté pour respirer.

Nous trouvons quelques cas de phtisie arthritique dans les *Observations sur la nature et le traitement de la phtisie pulmonaire,* de Portal. Quelquefois elle a une marche incertaine ; les douleurs et les enflures des articulations diminuent la phtisie, pendant que d'autres fois les symptômes de la phtisie ont lieu en même temps et paraissent marcher avec la même violence.

Il résulte des observations du docteur Hamernjk (2) que la tuberculisation est exceptionnelle dans les familles où le rhumatisme articulaire aigu se montre héréditaire.

Dans ses leçons cliniques faites à Lariboisière en 1855, Pidoux (3) signale l'antagonisme de l'asthme et de la phtisie. « Plus tard, dit-il, ma position aux Eaux-Bonnes m'ayant mis en rapport avec un grand nombre de ces phtisiques de la société qu'on peut suivre durant des années, je m'aperçus que ce que j'avais pris pour un fait isolé dépendant d'un état anatomique spécial des poumons, l'emphysème, était un fait beaucoup plus étendu qu'il fallait peut-être rattacher à de certaines incompatibilités diathésiques et que l'antagonisme, très positif d'ailleurs, de l'emphysème pulmonaire et de la phtisie n'était qu'un cas particulier d'une loi générale, en vertu de laquelle des maladies déterminées limitent ou enrayent d'autres maladies ».

---

(1) Morton.— *Phtisiologia*, lib. III, cap. 6, 1737.

(2) Hamernjk.— *Pathologie und therapie,* Bd. IV, p. 613.

(3) Pidoux.— Leçons cliniques Lariboisière, 1855-56.

En 1859-1860, dans les *Annales de la Société d'hydrologie médicale*, Allard (1) prétend que la cicatrisation des cavernes se rencontre surtout chez les arthritiques. Il dit avoir eu l'occasion d'observer un malade guéri au Mont-Dore de cavernes et qui jouissait quelque temps après de la plus vigoureuse santé, tout en conservant les attributs généraux de l'arthritisme.

Dans sa thèse inaugurale, Danjoy (2) [1862], prétend que lorsque l'arthritis est récent et dans toute sa force, non seulement il est antagoniste des tubercules, mais il est exclusif de cette altération organique, non seulement il la réfrène, mais il lui est antipathique.

A l'Académie de médecine en 1868, aussi affirmatif est Pidoux qui soutint « qu'il y a des maladies constitutionnelles que l'on peut appeler antagonistes de la phtisie : le tempérament arthritique, l'arthritisme rhumatismal et surtout goutteux sont de ce nombre et au premier rang. Lorsque la goutte et le rhumatisme sont vigoureux, jeunes, c'est-à-dire récents dans l'organisme et qu'ils y ont toute leur franchise, ils excluent la tuberculose. Alors l'antagonisme est à son maximum. Mais, par contre, lorsque la maladie s'est affaiblie, usée, lorsqu'elle a dégénéré chez l'individu et surtout chez les descendants, il n'en est plus de même. Trop souvent elle laisse dans l'organisme une disposition à la phtisie ».

Il envisage ensuite les cas qui peuvent se produire. Ou bien les descendants des races arthritiques dégénérées naissent prédisposés à la tuberculose et deviennent des phtisiques vulgaires, ou bien les sujets, autrefois arthritiques ou plutôt

---

(1) Allard. — *Annales de la Société d'hydrologie médicale*, Paris, 1859-60.

(2) Danjoy. — Thèse de doctorat, Paris, 1862. *De la phtisie pulmonaire dans ses rapports avec les maladies chroniques.*

descendant de familles qui l'étaient, ont conservé des reliquats de cet ordre de maladies.

« Dans ce cas, qui est fréquent, les symptômes et la marche de la phtisie éprouvent des modifications remarquables. Un antagonisme s'établit manifestement entre la constitution morbide arthritique qui tend à s'affaiblir et la constitution morbide tuberculeuse qui tend à se développer. Franc et dans sa vigueur, l'arthritisme excluait la tuberculisation pulmonaire ; dégénéré, vague, ruiné, il cède le terrain à la phtisie, non sans la modifier par la résistance qu'il oppose à son envahissement.»

N. Guéneau de Mussy (1), en 1864, donnant, comme Pidoux, une origine arthritique à l'asthme, après avoir étudié les rapports dans lesquels se montre l'asthme et la tuberculose, s'exprime en ces termes : « Quelquefois l'une des deux affections, au lieu d'imposer silence à l'autre, de la dominer complètement, ne fait qu'en ralentir l'évolution, en atténuer les retentissements sur l'organisme et exprime ainsi son antagonisme... Les deux maladies paraissent s'exclure mutuellement dans certaines races prédisposées à leur double atteinte ; chez le même sujet le développement de l'une semble enrayer et affaiblir la marche de l'autre. »

Nous ne pouvons pas omettre l'opinion de Verneuil (2), qui n'est pas éloigné, dit-il, de croire que l'hybridité tuberculo-arthritique est plutôt favorable que nuisible à ceux qui la présentent.

Pour Monneret (3), l'emphysème préexistant se complique rarement de tubercules.

---

(1) N. Guéneau de Mussy. — *De l'influence de l'asthme et de la tuberculose pulmonaire* (*Gazette des hôpitaux*, Arch. de médecine, 1864).

(2) Verneuil. — Cité par Sarda et Vires. In *Revue de la tuberculose*, juillet 1864.

(3) Monneret. — *In* G. Sée, *Dictionnaire de chirurgie et médecine*, t. III, 1865.

En 1865, Germain Sée (1), dans son étude sur l'asthme arthritique dans ses rapports avec la tuberculose, est moins affirmatif. Néanmoins, pour lui, l'antagonisme est exclusivement local, mécanique.

Peter (2) ne voit dans cet antagonisme que la mise en vigueur du célèbre aphorisme hippocratique : « *Duobus laboribus simul obortis, non in eodem loco, vehementior obscurat alterum.* »

Jaccoud (3) ne méconnaît pas les particularités que présente la phtisie chez les arthritiques : sa lente évolution, le peu d'étendue des lésions, la moins grande gravité des hémoptysies, le peu de retentissement des ulcérations une fois formées sur l'état général.

Potain (4) déclare à son tour « qu'il est admis en général que la tuberculose survenant chez un emphysémateux ou un arthritique a une marche lente. »

En 1894, paraît, dans la *Revue de la tuberculose*, un mémoire de MM. les professeurs Sarda et Vires. Ils se déclarent partisans de l'antagonisme entre la tuberculose et l'arthritisme. Pour ces auteurs, les arthritiques font évoluer lentement leurs lésions tuberculeuses ; des trèves se produisent dans l'évolution tuberculeuse chez les ralentis de la nutrition.

Dans sa thèse de doctorat, Simeray (5) soutient que dans l'évolution de la tuberculose pulmonaire les manifestations

---

(1) Germain Sée. — Article asthme. *Nouveau dictionnaire de médecine et de clinique pratique*, 1865.

(2) Peter. — *Tuberculose et phtisie*, Paris, 1879.

(3) Jaccoud. — *Curabilité et traitement de la phtisie pulmonaire*, 1881.

(4) Potain. — *Emphysème et tuberculose*, 10 juin 1890. (*Union médicale*).

(5) Simeray. — *Conséquences du développement de l'arthritisme sur la tuberculose pulmonaire*, th. de Lyon, 1894.

arthritiques par leur apparition spontanée impriment à la première maladie, des modifications spéciales.

« La tuberculose pulmonaire peut s'arrêter complètement dans son évolution. — Elle peut se transformer en un simple catarrhe bronchique. — Les manifestations arthritiques peuvent alterner avec les poussées de tuberculose pulmonaire ».

Barrié (1) pense que c'est l'association de la tuberculose et de l'emphysème se rencontrant tout particulièrement chez le vieillard, qui explique pourquoi la tuberculose sénile a, en général, une marche lente, torpide, sans expression symptomatique bien caractérisée.

D'après Schweisguth (2) l'emphysème généralisé chronique lié à une tuberculose chronique serait seul très important. D'après les observations, on est porté à voir, dit-il, entre l'emphysème et les symptômes nets de la tuberculose les diverses étapes d'une maladie à évolution très lente.

Dans ses leçons cliniques (Montpellier, 1896) M. le professeur Grasset, après avoir défini l'arthritisme au point de vue clinique, constate que toutes les formes de l'arthritisme ne sont pas un terrain défavorable à la tuberculose ; mais cliniquement, il est certain, dit-il, que chez les arthritiques la tuberculose va moins vite.

Tous les auteurs que nous venons de citer admettent donc au fond qu'arthritisme et tuberculose se contrarient ou se modifient réciproquement, mais à des degrés divers. Pour les uns il s'agit d'antagonisme local, mécanique, pour les autres d'antagonisme diathésique ; mais ils s'accordent à reconnaître les mêmes caractères à la tuberculose arthritique : sa lente évolution, le peu d'étendue des lésions.

----

(1) Barrié. — *Recherches sur la tuberculose sénile* (*Revue de méde eine*, 1895).

(2) Schweisguth. — *De l'emphysème chez les tuberculeux*, thèse de Paris, 1896.

A côté de ces auteurs, d'autres, au contraire, nient cette conclusion. C'est ainsi que Béhier et Hardy rejetèrent les théories de Pidoux.

B).— Gallard (1), qui publia le premier mémoire sur l'emphysème particulièrement dans la tuberculose, prétend que la marche et le développement des tubercules ne sont en rien influencés par la présence de l'emphysème.

Peter (2) va plus loin. Il regarde le poumon emphysémateux comme un organe dont la nutrition languit, et par conséquent, loin de n'exercer aucune influence, l'emphysème créerait plutôt une prédisposition à la phtisie.

Hérard-Cornil et Hanot (3) ont peine à croire qu'une amélioration réelle dans l'état d'un tuberculeux coïncide le plus ordinairement avec la réapparition de quelques-unes des manifestations arthritiques, ainsi que sont disposés à le croire Pidoux, Allard, Danjoy. En effet, disent-ils : « lorsque, malgré la diathèse arthritique, la tuberculose s'est emparée des poumons et y a parcouru toutes ses phases de ramollissement et de cavernes, que peut faire contre un état local aussi grave l'apparition d'une douleur ou l'expulsion d'un peu de sable dans l'urine ! »

Nous voilà certainement bien loin des idées émises par Pidoux.

Telles sont succinctement exposées les idées de divers cliniciens et observateurs qui ont étudié plus particulièrement cette question. De ce trop court aperçu historique, il résulte que l'antagonisme de l'arthritisme et de la tuberculose compte en sa faveur plus de défenseurs que d'adversaires.

---

(1) Gallard. — *Archives générales de médecine*, août 1854.
(2) Peter. — *Tuberculose et phtisie*, Paris 1879.
(3) *Tuberculose pulmonaire*, 1888.

CHAPITRE II

EXPOSÉ CRITIQUE : 1° STATISTIQUES ; OBSERVATIONS. — 2° PRO-
CESSUS CURATEUR : *a.)* ORGANISATION FIBRO-SCLÉREUSE ; *b.)*
CALCIFICATION *(b)*.

a) Comme nous le disions au début de ce travail, nous
sommes convaincu que chez les arthritiques la marche de la
tuberculose est lente.

Nous adoptons les idées émises par **MM.** les professeurs
Sarda et Vires, dans leur mémoire (juillet 1894). C'est ce travail si intéressant qui a servi de base à notre thèse. Nous
demandons pardon à nos maîtres pour les larges emprunts
que nous y avons faits.

1° Nous trouvons dans ce mémoire des données statistiques
fournies par cinq observateurs dont le témoignage ne saurait
être mis en doute. C'est ainsi que Wunderlich (1) sur 108
arthritiques trouve un seul tuberculeux ; Cotton (2) sur 1000
phtisiques trouve 6 rhumatisants ; Hérard et Cornil (3) sur
100 phtisiques trouvent 5 rhumatisants ; Pollock (4) sur 100
phtisiques 15 rhumatisants et Latil (5) sur 200 tuberculeux
17 rhumatisants.

---

(1) Wunderlich.— *Handbuct der Pathologie und cherapie*, 1846-54.

(2) Cotton. – *Clinical lectures*, 1849, London.

(3) Hérard et Cornil. — *In* Sarda et Vires, *Revue de la tuberculose*,
1894.

(4) Pollock. — *Notes on rheumatismes*, London 1879.

(5) Latil. — *In* Sarda et Vires, *Revue de la tuberculose*, 1894.

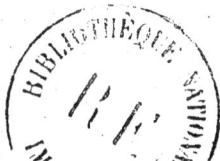

Que conclure de là, sinon que la phtisie pulmonaire est rare chez les arthritiques ? La statistique ne fait donc que contrôler les données cliniques de tous les auteurs que nous avons déjà cités.

Les observations cliniques suivies de nécropsie que nous trouvons dans le mémoire de MM. les professeurs Sarda et Vires ne montrent-elles pas aussi que, chez les arthritiques, les tubercules ont une tendance plus marquée à l'organisation fibreuse, à la guérison en un mot ?

2° Que nous apprend, en effet, l'anatomie pathologique du tubercule ? Wirchow, (1) traduisant le fatalisme de Laennec en langage histologique, disait : le tubercule est une néoplasie misérable sans tendance aucune à l'organisation.

Grancher (*Tuberculose pulmonaire. Archives de physiologie*, 1876) s'élève contre cette double formule, qui ne paraît conforme ni à l'observation clinique ni à l'examen histologique et propose de définir le tubercule « un néoplasme fibro-caséeux ». Il est facile de comprendre ce qu'il entend par là. Tout tubercule, quelle que soit sa forme anatomique, contient en soi, dès l'origine, le germe d'une évolution, soit fibreuse, soit caséeuse. Or, la sclérose étant le mode le plus commun de la guérison du tubercule, il y avait avantage à la montrer ce qu'elle est, un mode naturel, c'est-à-dire, une conséquence fatale de la structure élémentaire du tubercule. « Sans doute, dit-il, tous les observateurs ont vu des tubercules guéris par ce procédé ; mais, loin de considérer la chose comme un fait d'exception, je pense qu'il faut la regarder comme une suite régulière de la constitution histologique des tubercules. »

Celui-ci, en effet, se compose essentiellement de deux zones, une centrale et une périphérique cellulo-embryonnaire. Une fois

---

(1) Wirchow. — *Veber die Verschiedenheit von phtisie ùnd tuberculose*, 1852.

le follicule tuberculeux formé, la dégénérescence cellulaire commence par le centre. Les cellules embryonnaires qui circonscrivent le follicule subissent à leur tour la caséification. « Dès que la conglomération des follicules est réalisée, la dégénérescence des cellules s'active ; soudées et confondues, privées de noyau, elles forment un bloc sec, compact et réfringent qui, plus tard, se désagrège et entraîne dans sa destruction le parenchyme qui lui sert de substratum. Toujours présente, la zone embryonnaire peut réparer les désordres et combler les vides de la cavernule par une végétation cicatricielle ; mais si l'évolution fibreuse l'emporte dès l'origine sur la caséification, la guérison se fera sans perte de substance et par la végétation conjonctive jusqu'au centre du tubercule devenu fibreux. Les deux processus qui se disputent l'avenir du tubercule sont ainsi toujours présents et toujours combattant, l'un pour la destruction, l'autre pour la réparation. »

C'était bien également l'opinion de Renaut (1), Jaccoud (2), Bard (3). Le tubercule évoluerait naturellement vers l'organisation fibreuse ; il porterait en lui-même le germe de sa guérison du fait de sa structure histologique et de sa double tendance fibreuse ou caséeuse selon que la zone cellulaire ou la zone caséeuse se développe plus vite. La guérison par sclérose est amenée par la formation aux dépens de la zone embryonnaire d'une coque de tissu fibreux, guérison par enkystement si la zone fibreuse entoure la masse caséeuse, guérison par sclérose totale si toute la masse est envahie.

Il est un fait universellement reconnu, c'est que l'arthritisme a une tendance remarquable à faire de la sclérose. C'est ainsi

---

(1) Renaut. — *Lyon médical,* 1879.

(2) Jaccoud. — *Curabilité et Traitement de la phtisie pulmonaire,* 1881.

(3) Bard. — *Phtisie fibreuse.* Thèse Lyon, 1879.

que, d'après Hanot (*Semaine médicale*, 1893), d'après Caza-
lis (1), d'Aix-les-Bains, et d'autres cliniciens, ce qui caractéri-
serait et stigmatiserait en quelque sorte le vice de nutrition de
l'arthritisme, c'est l'action qu'il porte sur le tissu conjonctif et
sur ses dérivés, qui par ce fait, deviennent des tissus de moindre résistance. Il y a, dit M. le professeur Grasset (2), entre la
vulnérabilité du tissu conjonctif et le ralentissement nutritif des
connexions étroites. C'est que ce tissu joue un rôle fondamen-
tal... On comprend ainsi l'action réciproque du trouble de la
nutrition et du trouble conjonctif. Toujours d'après le même
auteur, la vulnérabilité du tissu conjonctif des arthritiques se
manifeste par des scléroses et par des relâchements ; c'est la
tendance à la production de la sclérose dans l'arthritisme qui
est une cause d'action heureuse, puisque la sclérose est un des
meilleurs modes de guérison locale des foyers tuberculeux.

Pour notre maître M. le professeur Sarda (3), la guérison
par sclérose, si commune chez les arthritiques, est le fait non
pas de la tendance du tubercule à devenir fibreux, mais de la
tendance de l'organisme lui-même à faire de la sclérose, fait
indéniable chez les arthritiques et dont l'explication ne saurait
être purement mécanique. Pour lui la sclérose provient de la
façon dont se fait la nutrition générale.

Ne devons-nous pas aussi citer un autre mode de guérison ;
nous voulons parler du processus de calcification? Ce processus
n'est pas aussi rare qu'on le croit. Que de fois ne trouve-t-on
pas à l'autopsie des tubercules crétacés chez des gens morts de
toute autre maladie que de tuberculose ?

---

(1) Cité dans *Cliniques médicales*, Montpellier 1896 (Grasset).
(2) Grasset. — *Cliniques médicales*, Montpellier 1896.
(3) Congrès tenu à Montpellier, avril 1897. *De la tuberculose pulmonaire chez les arthritiques* (Sarda).

Lebert (1) explique ainsi cette transformation : « Dans l'état caséeux nous avions des particules graisseuses ; il peut advenir que des particules salines se substituent molécules à molécules aux particules graisseuses ; il peut advenir que le tubercule subisse la transformation crétacée.

Ernest Boudet et Roger (2) étudient la curabilité par transformation crétacée. Roger, sur 100 autopsies faites à la Salpétrière, trouve 51 fois les transformations crétacées; ces 51 femmes avaient donc été phtisiques ; mais, chez elles, la maladie s'était heureusement terminée par induration des tubercules et d'une façon telle qu'elles avaient succombé à une affection étrangère à la tuberculose.

A la Salpétrière, Beau (3) autopsie 160 femmes. Sur ce nombre, 157 avaient des cicatrices au sommet de l'un ou de l'autre poumon.

Roger et Déjerine (4), en autopsiant des vieillards à la Salpétrière et à la Rochefoucauld, trouvent dans les poumons des amas arrondis de matière crayeuse. Ces produits calcaires sont aujourd'hui considérés comme des dérivés du tubercule.

Ces concrétions amèneraient d'une façon certaine la guérison, puisque les bacilles disparaissent tandis que la calcification et la formation du tissu fibreux deviennent plus denses. C'est ce que d'ailleurs l'examen bactériologique a démontré à Déjerine : « les bacilles semblent être englobés dans la masse calcaire, fossiliés d'abord puis transformés et calcifiés ; mais en tous cas incapables de contagionner, puisque leur virulence est nulle. »

---

(1) Lebert. — *Traité pratique et clinique de la phtisie pulmonaire*, Paris, 1870.

(2) Ernest Boudet et Roger. — *In* Th. d'Aymard, Montpellier 1893.

(3) Beau. — *In* Thèse d'Aymard. Montpellier, 1893.

(4) Roger et Déjerine. — *In* Aymard Thèse Montpellier.

Toutes ces données précieuses, nous avons eu la bonne fortune de les rencontrer nous-même à l'autopsie d'un certain nombre d'Arabes ayant succombé presque tous à la tuberculose, mais la plupart à un certain âge. Nous avons noté chez eux ou leurs ascendants l'une des manifestations arthritiques. Nous donnons une observation personnelle où nous trouvons pris sur le fait le processus curateur par sclérose.

Ainsi, de ce chapitre, il ressort que l'arthritisme ne favorise pas la bacillose ; elle se rencontre néanmoins chez l'arthritique, mais elle a une marche spéciale, lente, due aux deux processus de fibro-sclérose ou de calcification.

Observation Première

(Personnelle)

Ali ben Mohamed S'rir, portefaix, 43 ans. Entré à l'hôpital civil de Constantine, le 8 janvier 1897, dans le service de M. le docteur Leroy, lit n° 135.

La mère serait morte jeune ; elle crachait beaucoup, affirme le malade. Le père serait mort (paralysé, les doigts de la main étaient gros et recroquevillés).

A eu deux frères, tous deux morts de maladies inconnues.

Bien que son adolescence fût chétive, il ne commence à être malade qu'à l'âge de 15 ans. A cette époque, il aurait eu une attaque de rhumatisme, si on s'en rapporte à ses dires : fièvre, sueurs abondantes, douleurs aux poignets, coudes, genoux, se déplaçant. A cette époque, il ne fut pas soigné. Il continue toujours son métier fatigant, vit de privations, couche sur des nattes dans des cafés maures, très souvent dehors. Six, sept, huit ans après « la guerre de 1870 », il éprouve, dans son état, un notable changement. Il tousse et crache beaucoup, sue la nuit, s'essouffle facilement au moindre effort ; il abandonne son métier et va à l'hôpital. Nous regrettons de ne pas posséder les signes fournis par l'examen du malade ; mais, nous basant sur le régime et la médication qu'on lui aurait fait suivre, il nous est permis de songer à la bacillose. Pendant qu'il était en traitement, il a une nouvelle attaque de rhumatisme articulaire aigu et, fait remarquable, un mois après, il quitte l'hôpital toussant et crachant moins. Il se serait même remis complètement quelque temps après.

A la suite de nouveaux excès, il revient à l'hôpital en 1893. On constate aux deux sommets des signes non douteux de tuberculose. L'analyse des crachats est faite, elle donne un résultat positif, très nombreux bacilles de Koch. Le malade a plusieurs hémoptysies très violentes, qui ont failli mettre sa vie en danger. Traitement : créosote, huile de foie de morue, pointes de feu, tannin, etc. Enfin, grâce au repos et au traitement, le malade sort, son état local et général sensiblement amélioré.

De 1893 à 1897, le malade se trouve « mieux » ; nouvelle attaque de rhumatisme ; ne se soigne pas ; toux modérée, mais au commencement de l'hiver 1897, après une attaque de grippe, il monte à l'hôpital, où nous le voyons pour la première fois.

Le malade, grand et maigre, se plaint de tousser et de cracher beaucoup.

A l'inspection, les creux sus et sous-claviculaires très déprimés à l'expiration, effacés à l'inspiration.

A la percussion, matité très étendue aux sommets, bruit de pot fêlé.

A l'auscultation, râles muqueux, craquements humides, gargouillements, respiration rude et soufflante, pectoriloquie, souffle amphorique, crachats purulents, bacille, fièvre, sueurs.

Traitement : pointes de feu répétées, pilules iodoforme et tannin, acide salicylique, frictions de gaïacol.

On note, tous les soirs, une exacerbation de la fièvre.

Le traitement ne donne aucun résultat notable.

Les 9, 10, 11 et 12 janvier, rien d'anormal.

Le 14, survient une forte hémoptysie, qui ne fait qu'affaiblir encore plus le malade, qui succombe dans la nuit du 16 au 17. L'autopsie est faite.

Nous notons de l'œdème aux membres inférieurs remontant très haut sur les cuisses.

A l'ouverture du thorax : adhérences pleurales, liquide dans le péricarde, poumon gauche adhérent de la sixième côte à la clavicule, ne peut être arraché sans se déchirer.

Le cœur est un peu hypertrophié, les valvules mitrale et tricuspide sont athéromateuses.

Poumons farcis de cavernes, les unes laissent échapper du pus (mastic de vitrier), les autres closes par du tissu fibreux. A droite et à gauche, les poumons renferment, plus particulièrement aux sommets, des concrétions calcaires crétacées, que nous pouvons comparer à de l'amidon imbibé d'eau, les autres sont sèches. A la coupe, ces concrétions présentent deux zones : une coque de tissu conjonctif fibreux formé de fibres nacrées, et à l'intérieur, ces productions crayeuses ramollies. En outre, noyaux fibreux disséminés, criant sous le scalpel. Athérome artériel.

Observation II

In Revue de la tuberculose (Sarda et Vires)

(Résumée)

Alcoolisme et arthritisme personnels. — Arrêts dans l'évolution tuberculeuse. Mort par congestion pulmonaire.— Autopsie.

C. R... entre pour la première fois à Saint-Eloi, dans le service du professeur Combal, pour toux, bronchite et catarrhe intenses en 1878. Elle a actuellement 64 ans et ne peut fournir sur ses antécédents que des renseignements incomplets. Elle abandonna, toute jeune, sa famille. Père et mère auraient eu une santé excellente. Depuis l'âge de 15 ans, elle mène une vie de débauche, excès d'alcool et de coït. Elle toussait constamment, avait de fréquentes hémoptysies, en même temps migraineuse, épistaxis. Plusieurs fois présenta les symptômes du rhumatisme. A 38 ans, après une violente hémoptysie et une campagne galante des plus pénibles, elle entre dans le service de M. Combal. Créosote, huile de foie de morue... Amélioration. Sort. Elle reprend son habituelle existence. Nouvelle hémoptysie, toux opiniâtre, elle est obligée à rentrer encore à l'hôpital. Nouvelle amélioration, nouvelle sortie et ainsi de suite. Jusqu'en 1880, se lance dans les plaisirs, s'enivre régulièrement. A cette date, tuberculeuse avérée, elle est admise à titre d'incurable à l'Hospice général.

Les lésions tuberculeuses s'arrêtent, les hémoptysies se reproduisent, mais pas aussi abondantes, ni aussi fréquentes. La percussion, l'auscultation révèlent des lésions tuberculeuses avancées, des cavernes, de la pleurésie sèche aux sommets. De 1880 à 1893, elle a des hémoptysies assez rares, l'état général est excellent et n'est pas en rapport avec les lésions locales. Les cavernes se limitent, se cicatrisent. En 1890, souffle aortique d'insuffisance, pouls visible, bruits du cœur irréguliers, palpitations fréquentes. Sentiment de constriction, douleur intense qui s'étend du sternum jusqu'au bras gauche. Difficulté de l'hématose pulmonaire. Sensation de thrill. Doubles battements très nets entre les 5e et 6e côtes, les 3e et 4e cartilages costaux.

Pouls de Corrigan ; danse des artères ; maladie de Hogdson.

La malade prend froid le 20 juillet. Elle contracte une pneumonie classique et meurt le 28 juillet 1893.

Autopsie. — Cadavre bien conservé, offrant un certain embonpoint. Œdème des membres inférieurs sans infiltration. A l'ouverture du thorax, adhérences pleurales très anciennes,

La plèvre gauche contient 25 ou 30 gr. d'un liquide opalin et transparent. Le péricarde est rempli de liquide. Cœur hypertrophié, graisseux. Cœur et crosse de l'aorte 750 gr. Poumon gauche : plaque de pneumonie à la base, quelques parcelles sont restées collées aux sommets osseux : 850 gr. Poumon droit très adhérent depuis la 4ᵉ côte jusqu'à la clavicule, son tissu se déchire : 400 gr. Foie pas tuberculeux : 1,550 gr. Rate grosse : 350 gr. Périsplénite. Rein droit : 140 gr. ; gauche : 150 gr. Dans le péritoine, 1 litre de liquide.

Cœur et aorte. Cœur hypertrophié, coronaires grandes, dilatées, sigmoïdes fenêtrées. Au-dessous de la valvule sigmoïde gauche entre le pilier gauche de la mitrale et la valvule, incrustations calcaires. Valvules mitrale et tricuspide athéromateuses.

Oreillette droite dilatée.

Les ganglions bronchiques et mésentériques sont gros, tuméfiés.

Poumons farcis de cavernes. Les unes sont fibrifiées et closes, les autres laissent échapper du pus, du mastic de vitrier, du sang spumeux, d'autres sont dures et calcifiées. Les poumons renferment à droite et à gauche, du sommet à la base et plus particulièrement aux sommets et aux environs du hile, des concrétions crétacées, calcaires. Les unes ressemblent à de la craie mouillée, les autres sont dures et sèches. A la coupe, point de substratum fibreux : rien qu'une simple agrégation sans lien aucun, de particules crayeuses. Une coque, une gangue, entoure les productions crayeuses et certaines cavernes parfaitement closes. Cette coque est de tissu conjonctif fibreux, résistant et épais. Le tissu conjonctif fibreux, sous forme de lanières blanchâtres, rayonne de tous côtés ayant pour centre ces sortes de kystes. Quelques-uns de ces kystes sont séreux, mais tous ont leur gangue épaisse et dure. Les deux poumons contiennent, en outre, des noyaux fibreux, durs et blanchâtres, résistants ; ce sont des cavernes oblitérées, cicatrisées par formation fibro-conjonctive.

Les ganglions trachéaux et péritrachéaux, bronchiques et péribronchiques, mésentériques, sont denses, gros. Si on les incise on note qu'ils sont formés de deux parties :

a) Une enveloppe dure et résistante, vraie coque ;

b) Un contenu blanchâtre, à partie centrale caséeuse et ramollie en certains cas, résistante et présentant l'aspect du mastic en d'autres.

En arrière, les ganglions du hile du poumon sont petits, s'écrasent facilement sous les doigts, adhèrent fortement entre eux et aux régions voisines, sont très noirs. Mêmes adhérences pour les ganglions de tout le corps. Athérome artériel.

N'est-ce pas là un exemple net de guérison par sclérose réalisée par la formation aux dépens de la zone embryonnaire d'une coque de tissu fibreux ? Notre observation ne montre-t-elle pas aussi ce mode de guérison ? Nous trouvons dans les deux cas, le processus fibreux par enkystement, ainsi que les produits calcaires formés au détriment des lésions tuberculeuses.

CHAPITRE III

Quoique relativement peu fréquente chez les arthritiques, la bacillose se rencontre chez eux.

Comment deviennent-ils tuberculeux ? Nous ne pouvons passer en revue ici toutes les causes. Nous trouvons d'abord l'étiologie banale : excès de toute espèce, épuisement, fatigue, chagrins, grossesses répétées. On peut dire avec Jaccoud (1), que la tuberculose est l'aboutissant commun de toutes les détériorations constitutionnelles de la famille et de l'individu. Beaucoup de sujets avaient souvent des bronchites, d'autres ont eu des rhumes (négligés), etc. Mais à côté de cette série de causes, nous devons donner à l'hérédité la part qui lui revient.

Nous n'avons pas à savoir si le sujet a hérité du principe infectieux, c'est-à-dire de la graine, ou bien de la prédisposition à contracter la tuberculose, c'est-à-dire de la nature du terrain favorable à son éclosion ; nous devons simplement remarquer que dans les cas cités par les auteurs et dans nos observations, les arthritiques tuberculeux ont tous eu ou à peu près, comme antécédents héréditaires, une mère tuberculeuse et un père arthritique ou atteint d'une des diverses manifestations de cette diathèse, soit l'inverse. D'ailleurs, ce sont bien

---

(1) Jaccoud. — *Curabilité et traitement de la phtisie pulmonaire,* 1881.

les antécédents héréditaires qui expliquent, pour Guéneau de
Mussy (1), cette coïncidence du rhumatisme et de la tuberculose. En effet, dit-il « le père est goutteux ou asthmatique, la
mère est tuberculeuse ».

Pidoux (2) envisage plusieurs cas : des parents atteints de
goutte dégénérée, « douleurs vagues, nœuds goutteux atoni-
ques aux doigts, névralgies externes, hémorroïdes ; enfin
arthritides, eczéma sec, acné rosacéa, pityriasis », donnent le
jour à des fils phtisiques. Dans d'autres cas, toujours pour le
même auteur, on constate que les enfants phtisiques ne présentent pas des reliquats bien manifestes des maladies de leurs
parents et de leurs grands-parents. Ils n'ont d'appréciable,
dit il, que leurs tubercules et le fait d'être nés de parents ou
de grands-parents arthritiques.

Notre Maître, M. le professeur Sarda, a lu, au Congrès
tenu à Montpellier en 1897, un Mémoire sur la tuberculose
pulmonaire chez les arthritiques. Se basant sur une série d'observations prises dans sa clientèle, il a donné des conclusions
fermes qui permettent de régler définitivement la question de
savoir comment les arthritiques deviennent tuberculeux. Pour
plus de clarté, il distingue : a) les arthritiques à hérédité double similaire et b) les hybrides.

a) Chez les premiers, la tuberculose se montrerait très rarement, et si toutefois elle apparaît chez eux, « c'est dans le cas
particulier où la diathèse a perdu de son énergie, de son acuité,
lorsque les causes de débilitation profonde ou de misère physiologique ont estompé le tableau symptomatique de l'arthritisme, lorsque l'on ne se trouve plus en présence que de la

(1) G. de Mussy. — *De l'influence de l'asthme et de la tuberculose
pulmonaire* (*Gazette des Hôpitaux*, 1861.— *Archiv. de médecine*,1874).
(2) Pidoux.— *Étude sur la phtisie*, 1874.

menue monnaie de l'affection ». C'est bien là la confirmation des idées émises par Pidoux (1) : « Lorsque la goutte et le rhumatisme sont vigoureux, jeunes..., ils excluent la tuberculose... ; mais, par contre, lorsque la maladie s'est affaiblie. usée..., elle laisse dans l'organisme une disposition à la phtisie ».

b) Dans un deuxième paragraphe, notre Maître envisage les cas plus nombreux de tuberculose pulmonaire évoluant chez les hybrides, à hérédité à la fois arthritique et tuberculeuse.

C'est ici, dit-il, « que nous trouvons, en effet, parmi les descendants de ces deux variétés de générateurs, des oppositions et des combinaisons de prédispositions individuelles. Quelques-uns sont franchement arthritiques et présentent une immunité presque absolue à l'égard de la tuberculose ; d'autres deviennent des tuberculeux vulgaires et sont indemnes de tare arthritique ; d'autres, enfin, en assez grand nombre, participant des deux héritages et des deux tendances, sont des arthritiques tuberculeux ».

Donc, l'arthritique est sujet, tout comme un autre, aux causes générales de la tuberculose. Nous aurions à décrire les caractères que présente la tuberculose chez les arthritiques dans ses divers symptômes : toux, expectoration, dyspnée, diarrhée, sueurs, tous caractères modifiés par le seul fait de la présence de l'arthritisme ; mais nous aimons mieux nous attacher à mettre en relief, suivant en cela l'exemple de MM. les professeurs Sarda et Vires (2), « trois symptômes qui donnent un cachet spécial, une physionomie propre à la tuberculose arthritique. Ces symptômes sont :

1° L'habitus extérieur ;

---

(1) Pidoux.— *Loco citato*.
(2) Sarda et Vires. — *Loco citato*.

2° L'état général ;

3° Les crises paroxystiques ».

1° Certes, rien n'est moins caractéristique chez le tuberculeux arthritique que l'habitus extérieur. Les lésions dont sont
porteurs les malades ne sont pas marquées sur leur visage. Les
malades sont, pour la plupart, assez bien portants et ont une
vie qui ne se différencie guère de la vie commune. Les observations de Ch. et de Th. D..., que nous donnons confirment
absolument nos assertions. Quant à cette dernière, n'était
quelques forts accès de toux, qui peuvent retenir l'attention,
rien, sur sa physionomie, n'indiquerait que cette femme a eu,
en 1893, une attaque de tuberculose.

2° Cette femme a un état général excellent. C'est que l'état
général qui, dans la tuberculose, a une marche parallèle avec
l'état local, présente chez nos arthritiques de remarquables
particularités. Il est bon ; l'appétit est conservé, quelquefois
excellent, parfois modéré, et sans l'auscultation, on ne pourrait se douter que ces malades présentent des lésions tuberculeuses très avancées. Quelques-uns ont des tubercules au troisième degré. Ce qui étonne, c'est de voir que ces malades
supportent ainsi leur lésion. Donc, un fait très important à noter
et à retenir, c'est que la tuberculose a pu localement créer des
désordres notables et la santé générale ne s'en est pas ressen-
tie. Cette remarque avait été faite par Pidoux (1). « La santé
générale est si bien conservée chez un phtisique issu d'arthritique, que les cavernes sont prises pour des dilatations » et,
après lui, par un grand nombre de cliniciens et d'observateurs.

3° En essayant de donner une définition clinique de l'arthritisme, nous avons vu que tous les auteurs s'accordent à reconnaître que le grand fait morbide élémentaire de l'arthritisme,

---

(1) Pidoux. — *Loco citato,* 1873.

c'est la disposition aux fluxions congestives : coliques néphré-
tiques, suivies de sédiments d'acide urique, diarrhée, poussées
bronchiques, hémoptysies, etc., et, de fait, tous les malades
dont nous avons eu l'observation ont eu des hémoptysies. Leur
mode d'apparition était très variable ; tantôt elles revenaient à
de courts intervalles, d'autres fois, à des périodes plus éloi-
gnées. Quelques-uns ont coïncidé avec un accès paroxystique.
Sans raison apparente, on voit survenir un état congestif
intense du poumon avec de la céphalalgie, de la prostration,
de l'abattement. Quelquefois il y a eu fièvre, mais encore cette
fièvre était-elle modérée ; chaque fois, en peu de jours, les
signes fournis par l'auscultation ont disparu ; toujours leur
intensité a contrasté avec leur fugacité relative, ainsi que le
fait remarquer Duclos, de Tours. Ces crises reviennent au bout
de quelques mois, de plusieurs années. Plusieurs auteurs se
sont occupés de cette question. Pidoux ne voit simplement
dans l'hémoptysie qu'une poussée de congestion dont les effets
auraient pu être plus graves. C'est ce que l'autopsie a démontré à Potain. Un de ses malades meurt de méningite tuberculeuse. A l'autopsie, on trouve les poumons exempts de tubercules, mais on note une congestion limitée aux sommets, prin-
cipalement à l'un d'eux. On avait constaté pendant la vie une
matité en rapport avec les parties trouvées congestionnées sur
le cadavre (1). Jaccoud pense, lui aussi, que, bien que fréquentes, les hémoptysies, dans la tuberculose des arthritiques,
n'ont pas leur gravité ordinaire.

Dans le *Journal de médecine et de chirurgie pratiques* 1893,
Potain parle de la tuberculose à paroxysmes chez les arthritiques. Nous ne saurions mieux faire que de citer ses propres
dires et l'exemple qu'il donne d'une femme entrée dans son
service avec les signes d'une tuberculose présentant certaines

---

(1) Lépine. — *La pneumonie caséeuse,* Paris, 1872, p. 44.

particularités, entre autres une évolution paroxystique, qu'on rencontre, dit-il, dans la tuberculose des arthritiques. Chez elle, en effet, les signes sont peu accentués, bien qu'il y ait trois ans que la maladie a commencé ; mais il s'est produit divers paroxysmes qui auraient pu faire supposer que la marche en serait beaucoup plus rapide. On sait qu'il y a une sorte d'antagonisme entre la goutte et la tuberculose. Toutefois, quand la tuberculose s'établit sur un terrain arthritique, il peut arriver que les paroxysmes aigus viennent modifier complète-ment l'aspect de la maladie. A certains moments, chez un sujet jeune et sans relation bien apparente, on voit surve-nir une fièvre vive, avec prostration, état congestif du pou-mon, tous phénomènes qui peuvent faire penser à une fièvre grippale de forme grave. Au bout d'une ou deux semaines, la fièvre s'éteint et les signes qu'on avait trouvés du côté du som-met disparaissent, et si on avait porté un pronostic grave, on est tout disposé à revenir sur sa première appréciation. Cepen-dant, il ne faut pas trop se hâter, car, si on suit attentivement ces malades, on voit qu'au bout de quelques mois, une année au plus, une atteinte semblable à la première se reproduit ; mais, cette fois, les accidents ne disparaissent pas aussi com-plètement... Ce qui caractérise cette tuberculose arthritique, ce sont les crises paroxystiques du début ; mais il est remar-quable, conclut Potain, que des paroxysmes analogues peu-vent beaucoup se montrer à une période plus avancée, et que des lésions graves, des cavernes même peuvent guérir à la suite de ces pousses.

M. L.-H. Petit, dans la *Revue de la tuberculose* (1893), a observé les phénomènes de la fièvre paroxystique qu'a décrite Potain. Cette fièvre se manifestait presque toujours après un coup de froid, durait plusieurs jours et cédait facilement au salicylate de soude. Il pensa à une fièvre arthritique comme le malade était arthritique ; puis vinrent les hémoptysies, en dehors des accès de fièvre, sans phénomènes stéthoscopiques appréciables. Peu à peu, la tuberculose envahit la plèvre droite dans toute sa hauteur en arrière, sans épanchement, véritable arthrite sèche pleurale qui s'accompagna de deux hémoptysies très abondantes avec crachats remplis de bacilles. Après une année de repos et de séjour au grand air, un bon régime et très peu de médicaments, ce malade qu'il a pu revoir ne tousse et ne crache plus, il a augmenté de 5 kilos.

Donc le terrain arthritique imprime à la tuberculose une allure particulière. Nous avons insisté sur trois caractères spéciaux à la bacillose arthritique. Nous avons vu que chez les arthritiques tuberculeux il y a disproportion entre l'état local et l'état général, que les lésions dont ils étaient porteurs ne pouvaient se déceler que par les signes stéthoscopiques et qu'enfin le terrain arthritique prédispose aux hémoptysies bénignes dans la plupart des cas, de même pour les paroxysmes.

Observation III

Tuberculose chez les ascendants maternels. — Rhumatisme chez les ascendants paternels. — Tuberculose stationnaire. — Emphysème généralisé

(Tirée du mémoire de MM. Sarda et Vires)

Ch. P..., 79 ans, salle Saint-Charles, numéro 35.

La mère est morte à l'âge de 30 ans environ de tuberculose pulmonaire ; le père affecté de rhumatisme vague et les grands-parents ont atteint un âge avancé.

Jusqu'à l'âge de 20 ans on ne note rien de précis comme antécédents personnels, sinon quelques ganglions cervicaux. De 20 à 25 ans, Ch. P... a souffert plusieurs fois de dyspnées transitoires et a eu des hémoptysies. Grand et maigre, ce malade avait souvent des bronchites, était incapable de se livrer à un travail quelque peu pénible, et c'est pourquoi il avait embrassé la profession de tailleur d'habits. Pas d'alcool, pas d'excès génésiques.

En 1880, à l'âge de 61 ans, Ch. P... est atteint de rhumatisme articulaire aigu, qui l'oblige à garder le lit pendant quelques mois. En 1890, il est admis à l'Hôpital-Général pour son emphysème et ses crises asthmiformes.

De 1890 à janvier 1893, santé relativement bonne, mais légères hémoptysies. Dans la nuit du 12 au 13 janvier, accès très violents de dyspnée, qui se calme dans la matinée pour reparaître moins intense la nuit suivante. Le 13 à la visite, M. le professeur Sarda trouve le malade dans l'état suivant :

Pommettes rouges ; presque cyanosé ; langue saburrale ; apyrexie, pouls à 58. Poitrine globuleuse ; creux sus et sous-claviculaires très déprimés à l'expiration, effacés à l'inspiration ; respiration costale supérieure ; courbure antérieure des côtes exagérées ; anhélation. La percussion donne de l'hypersonorité avec tonalité élevée en avant et en arrière, au sommet comme à la base. A l'auscultation on trouve : expiration très prolongée, inspiration haute dans toute la hauteur ; nombreux sibilants aux sommets à la fin de l'expiration ; ronchus disséminés, craquements secs et humides aux deux sommets surtout à droite ; abolition du murmure vésiculaire sur presque toute la hauteur. Bruits cardiaques éloignés. Bacilles de Koch nombreux. Il est prescrit pour une 1 pilule numéro 10 :

> 1° Ergotine 5 centig. ; ergot de seigle récemment pulvérisé Q. S. ;
>
> 2° Sirop d'ipéca
> Sirop de morphine } aa 30 gr.
>
> Sirop éc. or. am. 60 gr.

Le 21 janvier, tous les phénomènes aigus ont disparu. On note alors aux sommets des signes très nets de tubercnlose tandis que tout le poumon est emphysémateux. Depuis lors, Cb. P... a joui d'une santé satisfaisante, sauf par les temps froids et secs, de l'oppression et de légères hémoptysies qui cèdent rapidement par les pilules d'ergotine.

Mais le cœur droit présente une légère dilatation. Il prend pendant 15 jours de chaque mois tantôt quelques pilules d'iodoforme et tannin, tantôt quelques centigrammes d'arséniate de soude.

Rien d'anormal jusqu'en 1898, époque où nous l'observons.

Nous avons revu le malade, aujourd'hui âgé de 83 ans. Son état ne s'est pas aggravé. Il accuse des crises de dyspnée violente survenant pendant la nuit et affectant la forme d'accès d'asthme. Toux continuelle, expectoration abondante, jamais striée de sang.

Le matin, le malade expulse avec peine le contenu de ses bronches et éprouve à la suite un soulagement considérable.

Les fonctions digestives laissent un peu à désirer ; malgré cela l'état général est satisfaisant.

A l'inspection : voussure du thorax, creux sus et sous-claviculaires très déprimés, tirage à l'inspiration.

A la percussion en avant, sommet droit : matité à droite dans le creux sus-claviculaire : submatité à gauche.

Au dessous des deux clavicules, sonorité normale sur un espace de trois travers de doigt ; cinq travers de doigt au-dessous sonorité exagérée. On note au deux sommets un défaut d'élasticité de la paroi.

En arrière, matité aux deux sommets.

A l'auscultation : râles sibilants et ronflants dominent et couvrent les autres bruits. Expiration prolongée à droite.

Pas de souffles cavitaires.

A noter la transmission anormale des bruits du cœur par les deux sommets indurés.

Les bruits du cœur sont assourdis par l'emphysème; pas de souffles.

L'analyse des urines a donné le résultat suivant :

Quantité du 10 au 12 : 1.500 gr. ; D. 1.012 ; réaction : acide ; urée 9.22 ; acide phosphorique 0,75 ; chlorure 9.6 ; glucose 0 ; albumine 0.

Acidité totale évaluée en acide chlorhydrique, 1.38.

Observation IV

(Tirée du mémoire de MM. Sarda et Vires.)

Antécédents héréditaires inconnus. — Tuberculose pulmonaire et artrhitisme. — Tréves dans l'évolution des lésions.

Th. D.., 54 ans, salle Rédier, n° 15, pensionnaire de l'hospice depuis 1878. La mère, actrice, plaça son enfant dans un couvent de Castelnaudary et disparut. L'enfance de la malade fut marquée d'accidents scrofuleux fréquents. A l'âge de 14 ans, Th. frêle, chétive, privée d'air pur, contracte de nombreuses bronchites et prend régulièrement de l'huile de foie de morue.

A 30 ans, métrorrhagie abondante, puis ménorrhagie qui affaiblissent la malade et l'obligent à garder le lit. Elle est, une fois rétablie, envoyée à Montpellier où M. le professeur Dubrueil lui enlève un fibrome utérin et les deux ovaires. Elle regagne son couvent, y reste à peine six mois et revient à Montpellier et rentre à l'Hôpital-Général. Les hémorragies utérines ont reparu ; mais la malade refuse toute intervention chirurgicale. A 45 ans, ménopause et cessation des hémorragies. A 47, survient une première hémoptysie. Mais auparavant, la malade souffrait de violents accès de migraine à peu près périodiques ; elle avait souvent des douleurs rhumatoïdes dans le bras et l'épaule gauches, douleurs qui entraînent une impotence relative du membre. Une saison à Balaruc améliore

l'état de son bras ; mais on ne tarda pas à constater que Th...
a des lésions pulmonaires tuberculeuses que l'on combat par
les injections d'huile créosotée (mal supportée) et les pointes
de feu. Quant aux manifestations arthritiques elles sont atté-
nuées par l'antipyrine et la quinine.

Le 28 mars 1893, nous trouvons la malade couchée, se plai-
gnant de céphalalgie intense, de dyspnée, de douleurs vagues
dans le thorax ; elle a de la fièvre : 38 à 38° 5.

En avant, à la percussion, matité sus et sous-claviculaire des
deux côtés ; à l'auscultation, expiration prolongée, respiration
rude, soufflante, craquements secs aux sommets, sibilants et
ronflants à la base et à la partie moyenne. En arrière, matité
dans les fosses sus et sous-épineuses, avec retentissement
vocal et râles de bronchite aux mêmes points ; murmure vésiculaire nul aux bases. En 8 jours, sous l'influence des ventouses
sèches, du sirop d'ipéca, des pilules de créosote, iodoforme
et tannin, les accidents aigus se calment et disparaissent. A
partir de ce moment jusqu'au 20 octobre, pas la moindre poussée ; bon état général.

Le 20 octobre nous notons : En avant, sonorité à peu près
normale aux deux sommets ; tonalité plus élevée au sommet
droit ; à gauche, expiration rude et prolongée, propaga-
tion des bruits cardiaques, pas de râles ; à droite, craquements secs et humides. En arrière, submatité dans les fosses
sous-épineuses ; retentissement vocal, respiration légèrement
soufflante, retentissement des bruits du cœur, pas de craquements ni de râles.

P.-S. — Depuis lors, la malade n'a presque plus ni toussé
ni craché. Il reste seulement de la submatité dans les deux
fosses sus-épineuses avec expiration prolongée, inspiration
rude et retentissement anormal des bruits du cœur.

N.-B. — Nous avons revu cette malade.

Depuis 1894 elle a eu de fréquentes migraines, mais pas d'hémoptysie. Aux approches de l'hiver et pendant la saison froide elle a des quintes de toux plus nombreuses, crache modérément.

Percussion : En avant, sonorité à peu près normale, légèrement exagérée à gauche.

En arrière, légère submatité dans les fosses sous-épineuses.

Auscultation : Rudesse respiratoire. Au sommet droit, quelques craquements secs.

Les bruits du cœur sont forts et se propagent sur toute la hauteur des deux poumons.

L'état général est très bon ; l'appétit est conservé moyen.

L'analyse de l'urine a été faite. On a trouvé : du 9 au 10 janvier 1899 : quantité 750 grammes ; D : 1009. Réaction neutre. Urée, par litre, 7,32 ; chlorures 5 grammes ; acide phosphorique 0, 80 ; glucose 0 ; albumine 0.

Observation V

(Résumée. — Tirée du mémoire de MM. Sarda et Vires)

Arthritisme chez les ascendants paternels. — Tuberculose chez les ascendants maternels. — Rhumatisme articulaire aigu. — Tuberculose pulmonaire guérie.

P. D..., 30 ans, garçon de réfectoire à l'hôpital. Complexion forte. Le père, rhumatisant, est pensionnaire à l'hospice. Mère morte de la poitrine à 38 ans. Sept frères ou sœurs, dont quatre morts en bas âge. Grands-parents très âgés ; tante maternelle est rhumatisante.

En 1876, P. D..., qui avait alors 12 ans, est atteint de rhumatisme articulaire aigu localisé aux coudes et laissant après lui une ankylose incomplète des deux articulations avec amyotrophie consécutive. En 1879, notre adolescent, employé alors dans un bazar de Paris, commet des excès alcooliques.

En 1889, a plusieurs attaques de rhumatisme. En novembre de cette même année, il entre à Necker dans le service de M. Rendu, qui le soumet au traitement par l'antipyrine, l'essence de térébenthine, arsenic, vésicatoires, pointes de feu sur le côté gauche du thorax. Après sa sortie, 10 juillet 1890, suivant les conseils de M. Rendu, le malade vient à Montpellier et se fait admettre à l'hôpital Suburbain, dans le service de M. le professeur Grasset, suppléé par le docteur Sarda, du 1er avril au 1er novembre. A cette époque, P. D... tousse beaucoup, crache abondamment et présente aux deux sommets des signes de lésions pulmonaires avancés ; pot fêlé, gargouillements, souffle caverneux à droite, craquements humides à gauche. Nombreux bacilles de Koch. Traitement : iodoforme, teinture iode, pointes de feu. Dans les premiers jours d'août, nouvelle attaque de rhumatisme articulaire aigu, avec localisation aux poignets, au cou de pied. Elle dure jusqu'en décembre 1890. Les lésions pulmonaires subissent pendant ce temps un temps d'arrêt ; la toux et l'expectoration diminuent, puis cessent complètement. Alors P. D... est envoyé à l'Hôpital-Général, dans le service de M. Mossé. En mars 1891, le malade, dont l'état est devenu satisfaisant, remplit les fonctions d'infirmier jusqu'en novembre, où, à l'occasion d'un refroidissement, il eut une poussée pulmonaire. M. le professeur-agrégé Regimbeau constate les phénomènes suivants :

En avant, à droite, augmentation des vibrations thoraciques dans la fosse sous-claviculaire ; sonorité tympanique dans le même point ; respiration rude, saccadée, soufflante, gargouillements ; à gauche, râles sibilants, craquements secs. En arrière, vibrations thoraciques augmentées dans les fosses sus et sous-épineuses des deux côtés ; respiration obscure à la base droite ; retentissement vocal et râles sibilants à droite et à gauche.

P. D... reprend son service en janvier1892. Nous regrettons de ne pas avoir de plus amples renseignements sur cette poussée. A partir de ce moment l'état général se maintient bon ; le malade reprend même un léger embonpoint.

Nous l'examinons le 15 octobre 1893, et voici ce que nous trouvons :

P. D..., qui pèse 75 kilogr., est plutôt gras que maigre ; dépression sous la clavicule droite. Exagération des vibrations thoraciques au sommet droit ; submatité sous-claviculaire des deux côtés plus accusée à droite avec résistance sous le doigt. A l'auscultation : souffle sec, presque métallique sous la clavicule droite, toux caverneuse, pectoriloquie et pectoriloquie aphone ; pas de râle. En arrière, rien d'anormal à la percussion, sauf une légère submatité dans la fosse sus-épineuse droite ; respiration soufflante au sommet droit, normale au sommet gauche. Rien au cœur. Les crachats ne renferment plus de bacille. Depuis cette époque, P. D... ne tousse plus, ne crache plus, il paraît très bien portant. Les lésions tuberculeuses ont subi chez lui un temps d'arrêt qui a déjà duré deux ans.

P. S. — Le malade a quitté Montpellier depuis quelques années ; il vint dernièrement à l'Hôpital-Général voir un de ses amis. Son état général paraissait très bon ; il est marié et père de deux enfants.

Observation VI

(Communiquée par M. le professeur Sarda)

Hérédité arthritique et tuberculeuse

H. de B..., 25 ans, employé d'une de nos grandes administrations, fils d'un père goutteux et d'une mère tuberculeuse, morte à trente-deux ans, venu dans le Midi pour raisons de santé.

En 1892, au premier examen, on constate l'existence, sous
a clavicule gauche, de signes de petitesexcavations : hypersonorité, craquements humides, râles cavernuleux. Ni fièvre,
ni dyspnée. Appétit conservé. Maigreur. Aspect général excellent.

Au commencement de 1893, hémoptysie abondante, avec
râles humides dans toute l'étendue du lobe supérieur du poumon droit. Vomitif, huit pilules d'ergotine et de digitale. Au
bout de quelques jours, tous les phénomènes de congestion se
sont dissipés. On note, au-dessous et à côté des cavernes, de
l'hypersonorité, avec affaiblissement des vibrations thoraciques
et diminution de la respiration. Après quelques mois de traitement par la glycérine salée et arséniée, la viande crue et l'alcool à petites doses, H. de B... ne se ressent nullement de cet
accident. L'appétit est excellent ; les digestions se font bien ;
la respiration est à peu près normale. Les râles cavernuleux
ont fait place à une respiration soufflante, à tonalité élevée. Il
existe dans toute l'étendue des deux tiers supérieurs du poumon droit de l'obscurité respiratoire avec expiration prolongée.

Depuis cette époque, l'état local est demeuré le même ; il
n'y a plus eu de poussée congestive. Quant à l'état général, il
est parfait. Appétit excellent, digestions faciles, sommeil bon.
La respiration est large, facile. Le malade peut faire de lon-
gues marches à pied, monter à bicyclette sans fatigue. Le
poids du corps a augmenté de 16 kilogr. depuis 1893.

CHAPITRE IV

MARCHE SPÉCIALE DE LA BACILLOSE. — LES TRÈVES : MANIFESTA-
TIONS ARTHRITIQUES QUI SEMBLENT LES FAVORISER : EMPHY-
SÈME. — CONDITIONS LOCALES. — CONDITIONS GÉNÉRALES.

La marche de la tuberculose chez les arthritiques a pré-
senté ce qu'avaient signalé Pidoux, Jaccoud, Potain, la lenteur, le temps d'arrêt de l'évolution tuberculeuse. Les malades
dont nous donnons l'observation ont des signes incontestables
de tuberculisation ; leur santé n'est nullement altérée. Ils vivent
de la vie commune et, comme le disent MM. les professeurs
Sarda et Vires, il y a trève. A quoi est-elle due? Presque tous
les auteurs font jouer un rôle trop exclusif au tubercule. Par
lui-même il n'a rien de spécifique, il ne vaut que par la cause
qui l'a engendré, que par le terrain sur lequel il se développe.
Il y a lutte entre les deux. Si c'est l'organisme, comment se
défendra-t-il? D'où lui vient la force qu'il oppose à l'envahisseur? Nous pensons que l'on doit faire intervenir ici l'emphysème et la nature spéciale des humeurs chez l'arthritique.

Nous n'avons pas à discuter tous les problèmes qu'a sou-
levés cette question : emphysème et tuberculose, ni à savoir si
la phtisie peut être primitive et l'emphysème secondaire ; nous
ne voulons pas parler non plus de l'emphysème aigu qui, asso-
cié à une tuberculose aiguë, est fatalement mortel.

Nous ne nous occuperons ici que de l'emphysème chronique
existant chez un tuberculeux, qui paraît imprimer à la maladie une marche lente, quelquefois même un arrêt. Et, disons-

le bien vite, nous considérerons avec Guéneau de Mussy, Pidoux, l'emphysème pulmonaire ou mieux l'asthme qui le produit, comme une manifestation pulmonaire de la diathèse arthritique, et ce n'est qu'à ce seul titre qu'il peut exercer son action heureuse sur la marche de la tuberculose et lui imprimer ainsi ces trèves et quelquefois même amener la guérison.

Ceci posé, voyons quelles explications ont été données au rôle en général curateur que joue l'emphysème pulmonaire dans l'évolution tuberculeuse.

On croyait, autrefois, avec Rokitansky (1), qu'il ne pouvait y avoir aucun antagonisme entre la tuberculose pulmonaire et l'emphysème.

Par contre, Gallard (2), de l'observation de 21 sujets conclut qu'il suffit de la présence de tubercules dans le poumon pour y produire de l'emphysème, et que cet emphysème n'exerce aucune influence sur le développement et la marche des tubercules.

Telle n'était pas l'opinion de Danjoy (3), qui considérait comme démontré ce fait, à savoir que l'emphysème pulmonaire et les tubercules peuvent exister chez le même malade, et « tout le monde sait que, dans ce cas, les tubercules sont modifiés très heureusement et enrayés dans leur marche envahissante par l'emphysème ».

Se basant sur un très grand nombre d'observations cliniques, Guéneau de Mussy (4) donne à l'emphysème ou plutôt à

---

(1) Rokitansky, cité par Barrié. — *Recherches sur la tuberculose sénile,* 1895.

(2) Gallard. — *Arch. méd.,* août, 1854.

(3) Danjoy. — *Loco citato.*

(4) G. de Mussy. — *Influence réciproque de l'asthme et de la tuberculose pulmonaire (Arch. de méd.,* 1864).

l'asthme, qui le produit ainsi que nous l'avons déjà dit, une origine arthritique. Etudiant l'influence réciproque de l'asthme et de la tuberculose pulmonaire, il déclare qu'il y a une sorte d'antagonisme entre les deux diathèses, qui paraissent s'exclure mutuellement chez certains sujets prédisposés à leur double atteinte.

Il s'agit également, pour Pidoux, d'antagonisme diathésique. Il considère surtout comme antagoniste de la tuberculose cet emphysème lié à l'asthme, qui n'est le plus souvent que la manifestation pulmonaire de l'arthritisme et de l'herpétisme. Mais il faut le distinguer de cet emphysème aigu, qui ne fait que masquer les signes de la phtisie sous-jacente et ne permet pour ainsi dire pas d'ausculter les lésions.

G. Sée (1) pense qu'on ne saurait nier la production de l'emphysème dans le poumon tuberculeux, par suite du développement supplémentaire des alvéoles et des efforts de toux. Il ne semble pas favorable à l'idée d'un antagonisme diathésique. Pourtant, dit-il, l'heureuse intervention de l'emphysème dans la tuberculose est constatée par bon nombre d'observateurs, parce qu'elle est l'indice en même temps que le résultat d'une phtisie lente, guérissable partiellement ou temporairement.

Bard (2) admet deux formes d'emphysème, un à distance des lésions, l'autre dans leur voisinage. Mais celui-ci conserve son caractère de subordination aux lésions. Cet emphysème est une manifestation de cette forme spéciale de tuberculose à évolution fibreuse, qu'il range à part sous le nom de phtisie fibreuse, l'évolution fibreuse étant l'expression d'un organisme qui résiste plus efficacement.

---

(1) G. Sée.— *Étude sur l'asthme arthritique dans ses rapports avec la tuberculose (Nouveau Dictionnaire de médecine et de chirurgie,* t. III, 1865).

(2) Bard.— *Phtisie fibreuse,* thèse Lyon, 1879.

Michel (1) constate simplement que la forme emphysémateuse de la phtisie est assez fréquente chez le vieillard. Chez ce dernier, plus encore que chez l'adulte, la tuberculose associée à l'emphysème marche lentement, sans grands signes physiques, avec peu de signes fonctionnels, la dyspnée mise à part, et le malade meurt, moins de sa lésion tuberculeuse elle-même que d'une complication quelconque, cardiaque par exemple, relevant soit de l'emphysème, soit de la phtisie, soit des deux à la fois.

L'emphysème domine la phtisie qu'il accompagne, et, chose remarquable, pour Hirtz (2), fait souvent taire, pendant des années, son expression symptomatique et lui imprime une marche toujours ralentie.

En somme, d'après tous ces auteurs, il semble que l'emphysème entrave l'évolution du processus tuberculeux. Comment expliquer cette action?

Avec MM. les professeurs Sarda et Vires, nous distinguerons deux ordres de causes dont la conséquence est la suppression ou tout au moins la tolérance du bacille, par le poumon atteint d'emphysème. Ils les divisent en causes locales et causes générales.

a) Nous sommes en présence d'un certain nombre de mécanismes qui, dans une certaine mesure sans doute, peuvent expliquer les trèves chez les emphysémateux, et, tout d'abord, la théorie vasculaire.

Lebert (3) s'exprime ainsi : « Le voisinage des vaisseaux sanguins est l'une des principales conditions de la production tuberculeuse, et celle-ci est d'autant plus rare dans une partie,

---

(1) Michel.— *Tuberculose des vieillards*, thèse Paris, 1894.

(2) Hirtz. — *De l'emphysème pulmonaire chez les tuberculeux*, thèse Paris, 1878.

(3) Lebert. — *Loco citato*.

qu'elle est moins vasculaire; or, les vaisseaux sanguins sont oblitérés par l'emphysème ; cet emphysème atrophie les cloisons cellulaires, et l'atrophie des cloisons des cellules pulmonaires empêche le tubercule de se nourrir. »

Charpy (1), lui aussi, constate que la condition essentielle au développement du tubercule est une vascularisation ni trop riche, ni trop pauvre. Le tubercule prospérerait, de préférence, sur un terrain plutôt faible à activité ralentie. C'est ainsi qu'au poumon il débuterait par le sommet qui, lui, présenterait cette condition éminemment favorable ; on sait, en effet, que l'hématose s'y fait moins bien qu'à la base.

Peter (2) explique de la même manière la tuberculisation du sommet, plus inactif que la base ; mais il ajoute que s'il est forcé, par une cause quelconque, à un fonctionnement compensateur, il ne se tuberculise pas. « Telle est la raison pour laquelle les asthmatiques sont si rarement tuberculeux ; telle est encore celle qui préserve de la tuberculisation un si grand nombre d'emphysémateux. »

Entre les lésions emphysémateuses et les tubercules, la barrière qui s'interpose, pour G. Sée (3), c'est l'état exsangue; par conséquent, la nutrition difficile de certains lobules pulmonaires par suite de la disparition des capillaires pulmonaires dans l'asthme, qui est toujours une maladie chronique accompagnée d'un emphysème permanent à une certaine période de la maladie. L'antagonisme et pour lui purement mécanique et dû à l'oblitération des vaisseaux ; de plus, le poumon est un « sac inerte.»

Potain (4) étudie la marche de la tuberculose chez les emphy-

---

(1) Charpy, *in* Sarda et Vires.— *Revue de la tuberculose*, 1893.
(2) Peter. — *Tuberculose et phtisie*, Paris 1879.
(3) G. Sée. — *Loco citato*.
(4) Potain.— *Emphysème et tuberculose, Union médicale*, 10 juin 1890.

sémateux. Les vésicules pulmonaires, devenues emphysémateuses, plus grandes par conséquent, ne peuvent s'encombrer
aussi facilement qu'à l'état normal de produits de sécrétion ;
l'expulsion en est plus rapide. De plus, dans le poumon, deux
circulations se font simultanément, la circulation pulmonaire
et la circulation bronchique. Chez les tuberculeux, la circulation pulmonaire diminue, la circulation bronchique augmente ;
chez les emphysémateux, la circulation pulmonaire se fait plus
facilement dans les vésicules dilatées, et c'est par l'activité
circulatoire du poumon que la marche de la tuberculose se
trouve entravée chez les emphysémateux. D'ailleurs, n'en est-il
pas de même chez les cardiaques tuberculeux, et chez ceux-ci,
les vaisseaux du poumon ne sont-ils pas congestionnés ?

Hirtz (1), enfin, à la suite de ses expériences, conclut que
le mécanisme de l'emphysème, spécialement chez les tuberculeux, est dû à l'exagération du mouvement inspiratoire, et
constate qu'il serait peu favorable au développement de la
tuberculose.

b) Ainsi, comme nous l'avons vu, aucun des auteurs précé-
demment cités ne fait intervenir des considérations d'ordre
général. Il n'est, en effet, question que d'oblitérations des
vaisseaux sanguins, d'atrophie des cloisons des cellules pulmonaires, du rétrécissement du champ de la respiration et de
la circulation du poumon, et c'est toujours la lésion locale que
l'on considère ; pas une fois il n'est question de considérations
tirées de l'état général. Et pourtant, si nous examinons toutes
les observations publiées jusqu'à ce jour, une importante
remarque s'impose nettement. On peut voir que tous les emphysémateux ayant résisté à la marche envahissante du bacille
tuberculeux, sont précisément ceux chez lesquels l'emphy-

---

(1) Hirtz. — *Loco citato.*

sème peut être regardé comme une manifestation de l'arthritisme. Or, nous savons que la caractéristique de l'arthritisme est de faire de la sclérose, et pourquoi ne pas admettre alors, avec MM. les professeurs Sarda et Vires, que c'est à cause de ces productions fibreuses qu'amène l'emphysème, que les arthritiques tuberculeux peuvent présenter des lésions initiales souvent circonscrites, et ainsi lutter avec succès contre le bacille.

Et en donnant à notre remarque un sens plus général encore, ne nous est-il pas permis de dire que la diathèse arthritique s'est substituée à la tuberculose ? Pourquoi ne pas tenir un plus grand compte du terrain ? Le bacille est partout le même, partout il devrait provoquer les mêmes lésions, les réaliser dans le même temps.

Or, ne sait-on pas que deux organismes influencés dans les mêmes circonstances par le même microbe ne réagissent pas de la même manière ?

« Ce fait provient, non seulement de la qualité ou de la quantité du virus microbien, lesquelles varient à l'infini, mais des terrains qui, en présence du même virus, se comportent chacun à sa façon. Si un même microbe fait tantôt une tuberculose aiguë ou chronique, locale ou générale, curable ou incurable, ou s'il ne fait rien du tout, restant indéfiniment latent, c'est que le terrain accepte ou refuse, exalte ou atténue, modifie et dirige selon ses aptitudes les opérations défensives de ce microbe (1)». Et si l'on constate chez le même individu porteur du microbe, des trèves, ne peut-on pas expliquer cette suspension des hostilités en disant que le milieu organique se modifiant constamment a modifié dans un sens favorable l'évolution de la maladie ?

---

(1) Aymard. — *Curabilité de la tuberculose pulmonaire*, Th. Montpellier, 1893.

C'est telle ou telle composition des humeurs : sang, lymphe, sérosité, qui favorise éminemment les cultures et les fermentations. Or, les humeurs de certaines diathèses ne peuvent-elles pas être un milieu favorable, indifférent ou réfractaire à leur développement?

Ainsi, c'est dans les modifications intimes qui se produisent dans nos tissus, dans nos milieux intérieurs, que nous devons chercher l'explication de la résistance plus ou moins grande de l'organisme aux agents morbifiques. Ne voyons-nous pas la vaccination jennérienne mettre l'organisme à l'abri des effets redoutables de la petite vérole ?

De tout cela, il résulte qu'on doit toujours songer, comme le disent MM. les professeurs Sarda et Vires (1), à rendre plus aptes à la défense les éléments de l'organisme, à favoriser chimiquement leurs efforts vers la guérison, qu'on doit se convaincre enfin que la résistance de l'organisme et la curabilité sont dues à un terrain capable de supplanter la tuberculose ou de l'empêcher d'évoluer.

Enfin, est-ce que les phénomènes de nutrition des tissus ne semblent pas nous expliquer l'antagonisme entre la diathèse arthritique et la tuberculose ?

Nous pensons qu'il y a des trèves parce que chez l'arthritique les modifications chimiques du milieu sont l'opposé des mêmes modifications chez les tuberculeux. Bouchard (2) dit qu'il ne sait pas si toutes ces modifications ont pu être constatées par l'expérience, mais il ne doute pas qu'elles soient possibles et c'est ainsi que, pour lui, on pourrait expliquer l'antagonisme entre certaines maladies constitutionnelles.

Comparons les particularités de la physiologie pathologique des deux affections ainsi que la constitution du sol.

---

(1) Sarda et Vires. — *Loco citato.*
(2) Bouchard. — Cité par Sarda et Vires.

La tuberculose, a dit Bennett, il y a quelque temps déjà, est une maladie de vitalité défective, résumant ainsi une opinion que nous retrouvons plus développée plus tard dans les études de Guéneau de Mussy, Pidoux. Il n'est pas possible, en effet, de n'être pas frappé du rôle de l'inanition, condition indispensable, *sine qua non*, du développement des tubercules.

L'amaigrissement, cette première manifestation physique de l'altération de nutrition, apparaît au début de la phtisie et en est, plus tard, le caractère permanent. Ne voit-on pas des sujets, tout en conservant un appétit normal, s'amaigrir lentement avant de présenter le moindre signe pathognomonique de la maladie? C'est une manifestation de l'excès de dénutrition.

L'arthritisme, au contraire, est caractérisé pour Bouchard (1) par le ralentissement de la nutrition.

L'excès de suralimentation a entraîné la surnutrition. L'alimentation est trop riche en qualité et en quantité ; les graisses, les matières albuminoïdes sont en excès.

L'analyse du gaz de la respiration fournit 0,28 à 0,44 d'acide carbonique par heure et par kilog. chez les individus normaux et 0,12 à 0,15 chez les fils de bacillaire (2). L'acide carbonique est augmenté.

Chez les ralentis de la nutrition, au contraire, son exhalation est diminuée.

La tuberculose pulmonaire s'accompagne d'une exagération des combustions organiques, puisque les malades ont de la fièvre. Il y a absorption plus grande d'oxygène ; chez l'arthritique, moindre consommation.

D'après Quinquaud (3), la capacité respiratoire du sang du

(1) Bouchard. — *Maladies par ralentissement de la nutrition,* 1882.
(2) *In* Boureau, *Terrain tuberculeux, Terrain arthritique.* Paris, 1898.
(3) Quinquaud. — *In* Sarda et Vires.

tuberculeux est diminuée ; chez l'arthritique la richesse du sang est normale (Bouchard).

Dans la goutte il y a excès d'hémoglobine (Bencke) [1].

La quantité de glucose chez les tuberculeux diminue dans le sang (Quinquaud). Chez l'arthritique elle est parfois augmentée et alors elle conduit au diabète. Le ralentissement des mutations nutritives augmente considérablement l'hyperglycémie et rend plus intense une glucosurie déjà existante (Bouchard).

L'étude des urines va nous donner le rapport le plus constant existant entre les excréta et notre composition chimique. L'urine n'est que la lessive du corps (Fourcroy) [2]. C'est appliquer à l'homme le procédé d'étude du sol terrestre par les procédés de drainage (Boureau) [3].

Nous empruntons ce qui va suivre aux données de Boureau :

« Albert Robin a étudié les rapports que doivent avoir entre elles les matières minérales et les matières azotées, il en a fixé les normales. Il a constaté que dans l'état physiologique, l'azote total reste toujours au-dessous de la somme totale de la matière minérale, que plus il s'en rapproche, plus l'homme se déminéralise et plus il périclite. Lorsque l'azote total devient supérieur à la matière minérale, la vie est plus que compromise.

» D'après Gaube (4) dans un sol normal :

L'azote est de. 15.24

Les matières minérales de . . .   18.50

» Or, chez les tuberculeux on trouve en moyenne :

---

(1) Beneke. — *In* Sarda et Vires.

(2) Fourcroy. — *In* Boureau.

(3) Boureau. — *Terrain tuberculeux, terrain arthritique.* Paris, 1898.

(4) Gaube. — *Bulletin général de thérapeutique,* 29 février, 15 mars 1896.

Azote 10.11

Matières minérales 9

» L'azote a pris une prépondérance anormale, et dès maintenant on peut dire que le terrain tuberculeux est un sol déminéralisé.

» L'homme normal, d'après les chiffres ci-dessus, emploie 1 gramme de matière minérale pour produire 0,74 d'azote. Le tuberculeux avec 1 gramme de matière minérale produit 0,88 d'azote. C'est pour lui une infériorité notable, il est en état de misère minérale. Les phosphates diminuent, la potasse et la chaux ont une tendance à augmenter d'une notable façon.

» Enfin, l'acidité totale de l'urine diminue. Le tuberculeux est hypoacide. Ce phénomène n'est qu'une conséquence de la constitution spéciale de son terrain. L'acidité de l'urine tient à plusieurs causes, elle provient en majeure partie du phosphate acide (67 0/0 rapport de Robin) ; pour une partie plus petite de urates acides, et enfin de certains acides libres : acides lactique, hippurique, sarcolactique, oxalique, phosphoglycérique. Elle est le reflet de l'état plus ou moins prononcé de l'alcalinité du sang et l'expression symptomatique de la nature minérale du terrain et de la proportion des matières minérales ».

Si nous passons maintenant à l'étude de l'urine de l'arthritique, nous trouvons les résultats suivants que nous prenons à la monographie de Boureau :

» Nous avons vu que le sol normal représentait :

En azote 15.24

En matières minérales 18.50

» Or le sol arthritique représente :

En azote 14.58

En matières minérales. 24.78

» En outre, il est très riche en chlorures aux dépens de la soude et de la magnésie.

» Pour 1 gramme de matière minérale nous avons vu que l'homme normal produit 0,74 d'azote. L'arthritique, pour 1 gramme de matière minérale ne produit que 0,546 d'azote. Il lui faut donc, pour produire la même quantité d'azote que l'homme normal, un temps plus long. L'arthritique accumule les matériaux minéraux, il se surminéralise à l'inverse du tuberculeux, qui se déminéralise ». Chez lui l'urine est hyperacide. Il y a diminution de l'élimination de son acide phosphorique, mais la presque totalité est éliminée sous forme de phosphates acides. Par suite du défaut d'oxygénation complète des matières organiques, chez les ralentis de la nutrition, il y a prédominance d'acides dans l'économie, saturation même chez quelques-uns (goutteux) des milieux intérieurs et des cellules par les acides.

Il a été démontré (1) que l'urine acide peut dériver du plasma sanguin plus ou moins alcalin de réaction ; mais, en somme, plus ou moins acide de constitution. Ajoutons que le tuberculeux perd des phosphates par les urines et par l'expectoration. Il y a un rapport direct entre la quantité de phosphate de chaux contenue dans les urines et l'amaigrissement des malades. La déperdition des phosphates s'arrête à la période de cachexie.

L'élimination des chlorures chez les tuberculeux est beaucoup plus considérable, ainsi qu'il résulte des recherches de MM. les professeurs Sarda et Vires (2).

Il nous est permis de jeter un coup d'œil récapitulatif sur les différentes recherches que nous venons de citer. Et d'abord il nous semble qu'au point de vue biologique on pourrait dire

(1) Gauthier. — *Chimie appliquée à la physiologie.*
(2) Sarda et Vires. — *Loco citato.*

que ce qui caractérise l'arthritisme c'est la surminéralisation de l'hyperacidité. Nous pouvons ajouter ensuite que ce qui caractérise le terrain tuberculeux, c'est une déminéralisation excessive, le peu d'abondance des chlorures aux dépens de la chaux et de la potasse et l'hyperacidité.

Le terrain arthritique est suranimalisé, riche en chlorures aux dépens de la soude et de la magnésie et hypoacide (1).

En face d'une constitution aussi peu semblable, comment s'étonner qu'en présence du bacille les deux terrains réagissent d'une manière différente et que l'arthritique oppose à l'envahisseur l'état spécial de sa nutrition.

Dans ces conditions, lorsque « dans chaque cellule de tout l'organisme, l'élaboration de la matière est viciée, que les combustions sont entravées, que les acides prédominent, que la chaux est mise en liberté, que dans la bile moins alcaline, la chaux décompose une partie des savons et des sels biliaires alcalins, que la cholestérine ne se trouvera plus dans ses conditions normales de solubilité.... » (Bouchard) [2], dans ces conditions, disons-nous, il nous paraît juste et rationnel de voir dans les milieux, dans les cellules, dans les humeurs, dans tout l'organisme, un terrain impropre au développement du bacille de Koch. C'est donc dans les modifications différentes des échanges organiques, dans les différences chimiques des excrétions et des sécrétions que nous plaçons l'explication de l'antagonisme de tout temps signalé entre la tuberculose et les maladies par ralentissement de la nutrition.

Les conclusions logiques qui découlent de notre étude sont intéressantes.

Pour rendre le terrain tuberculeux plus résistant il faudra lui fournir ce qui lui fait défaut, or ce qui lui fait défaut

---

(1) Boureau. — *Loc. cit.*
(2) *In* Sarda et Vires.

est en trop chez l'arthritique. Et, en effet, les cas de tuberculose guérie par le processus de calcification paraissent être plus nombreux chez les arthritiques ou chez les malades auxquels on a fourni des principes salins, phosphatiques et carbonatés. Ces principes, le sang les renferme en excès. S'il y a un lieu d'appel, ces produits salins abandonnent leur solubilité et se concrétent dans les tissus à l'état de composés insolubles et chez les tuberculeux. Ce lieu d'appel ne fait certes pas défaut, c'est la lésion pulmonaire, l'évolution du tubercule. Se basant sur ces considérations, M. le professeur Sarda donne depuis longtemps, à ses malades tuberculeux, la glycérine salée, des phosphates, et il n'a eu qu'à se louer de sa pratique. Aussi pourrait-on pathogéniquement essayer la minéralisation de l'organisme, l'introduction dans le milieu intérieur des sels en excès dans l'organisme du ralenti de la nutrition. « Malheureusement, comme le disait M. le professeur Sarda au Congrès de médecine de Montpellier (1897), les mouvements d'assimilation et de désassimilation ne peuvent pas être réglés par nous comme les mouvements de décomposition et de récomposition dans une cornue ou un tube à expérience. Toutefois, les résultats obtenus permettent d'espérer que l'on pourra, dans un avenir rapproché, non pas supprimer la tuberculose, mais en rendre l'évolution lente et l'envahissement moins étendu par une médication dont le résultat sera de rapprocher le sérum du tuberculeux de celui des arthritiques. »

C'est une vue théorique que nous aurions voulu, dans la mesure de nos faibles forces, essayer de réaliser. Le temps malheureusement et des conditions particulières nous en empêchent.

CONCLUSIONS

I. La diathèse arthritique est caractérisée par un terrain dans lequel le bacille de Koch évolue d'une façon spéciale.

II. Dans les premières étapes de cette diathèse, la bacillose pulmonaire évolue lentement, sans retentissement sur l'état général ; elle est d'un pronostic favorable ; elle est même rare, ainsi que le démontrent et les observations et les statistiques. Dans la dernière période de l'arthritisme ou bien s'il y a hérédité arthritique et tuberculeuse, le descendant fera toujours une pneumopathie bacillaire à caractères spéciaux ; mais la bacillose ne sera plus aussi rare, elle pourra même devenir fréquente et de pronostic grave.

III. La caractéristique clinique de la tuberculose arthritique c'est :
  a) La conservation de l'état général satisfaisant.
  b) Les poussées paroxystiques.
  c) Les hémoptysies.
L'état général n'est pas en rapport avec l'état local des poumons. Marche lente et exacerbations paroxystiques. La transformation scléreuse suit de près chaque poussée fluxionnaire ; temps d'arrêt accompagnés de poussées congestives et d'hémoptysies bénignes pour la plupart.

IV. Les causes de l'antagonisme peuvent se classer en deux groupes : *a*) causes locales et au premier rang l'emphysème agissant et mécaniquement et en tant que manifestation de l'arthritisme en favorisant les productions fibreuses ; *b*) causes générales. Ici nous faisons intervenir la constitution intime des tissus et humeurs. Nous avons montré les différences qui caractérisent les terrains arthritique et tuberculeux, et, nous fondant sur les recherches biologiques et entre autres hyper-acidité d'un côté et hypoacidité de l'autre, nous avons cru pouvoir expliquer ainsi l'antagonisme ou mieux la lenteur de l'évolution du bacille chez l'arthritique.

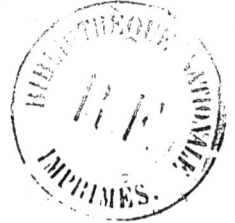

INDEX BIBLIOGRAPHIQUE

ALLARD. — Ann. d'hydrologie médicale, t. VIII, p. 151. Paris, 1859-60.

AYMARD. — Curabilité de tuberculose pulmonaire. Th Montp., 1893.

BARHIÉ. — Recherches sur la tuberculose sénile. Rev. de Méd., 1895.

BARD. - Phtisie fibreuse. Thèse de Lyon, 1879.

BOURÉAU. — Terrain tuberculeux. Terrain arthritique. Paris, 1898.

BOUCHARD. — Maladies par ralentissement de la nutrition. 1882.

Ernest BOUDET. — In thèse d'Aymard.

COTTON. — Clinical lectures. London, 1849.

DANJOY. — De la phtisie dans ses rapports avec les maladies chroniques. Thèse Paris, 1862.

DEJERINE. — Recherche des bacilles dans la tuberculose calcifiée et caséo-calcifiée. Société de biologie, 1884.

GAUBE. — Bulletin général de thérapeutique, 29 fév. et 25 mars 1896.

G. DE MUSSY. — De l'influence de l'asthme et de la tuberculose pulmonaire. Gaz. des hôp., 1861, p. 353. Arch. de méd., 1864.

GAUTHIER. — Chimie appliquée à la physiologie.

GRANCHER. — Archives de physiologie, 1878. Thèse de doctorat, 1873. Maladie de l'appareil respiratoire, 1890.

GALLARD. — Archives générales de médecine, août 1854.

GRASSET. — Clinique Médicale. Montpellier, 1896.

HAMERSYK. — Pathologie und therapie, bd. IV, p. 613.

HÉRARD, CORNIL et HANOT. — La tuberculose pulmonaire, 1881.

HANOT. — Sémaine Médicale, 1893.

HIRTZ. — De l'emphysème pulmonaire chez les tuberculeux. Thèse Paris, 1878.

JACCOUD. — Curabilité et traitement de la phtisie pulmonaire, 1881.

LANCEREAUX. — In Grasset.

LÉPINE. — La pneumonie caséeuse. Paris, 1872, p. 44.

LEBERT. — Traite, pratique et clinique de la phtisie pulmonaire Paris, 1870.

LATIL. — *In* Sarda et Vires.

MICHEL. — Tuberculose des vieillards. Th. Paris, 1894.

MORTON. — Phtisiologia. bd. III, cap. 6.

MUSGRAVE — Cap. 12. De arthritide anomala.

MONNERET. — *In* G. Sée. Dictionn. chirurg. et médecine, t. III, 1865.

L.-H. PETIT. — Revue de la tuberculose, 1893.

PORTAL. — Observation sur la nature et le traitement de la phtisie pulmonaire. Paris, 1809.

PIDOUX. — Etudes des pratiques générales sur la phtisie, 1874. Leçons cliniques Lariboisière, 1855. Acad. de méd., 1868.

PETER. — Tuberculose et phtisie. Paris, 1879.

POLLOCK. — Notes on rheumatism. London, 1879.

POTAIN. — Emphysème et tuberculose, 10 juin 1890. Union médicale. Journal de médecine et de chirurgie pratiques, 1893.

RENAUT. — Lyon-Médical, 1879.

ROGER. — *In* thèse d'Aymard.

ROBIN. — Cité par Boureau.

ROKITANSKY. — Cité par Barrié.

Germain SÉE. — Etudes sur l'asthme arthritique dans ses rapports avec la tuberculose. Nouveau dictionnaire de médecine et chirurgie, t. III, 1865.

SARDA et VIRES. — Tuberculose pulmonaire chez les arthritiques. Revue de la tuberculose, juillet, 1894.

SCHWEISGULH. — De l'emphysème chez les tuberc. Th. Paris, 1896.

SIMERAY. — Conséquences du développement de l'arthritisme sur la tuberculose. Thèse Lyon, 1894.

DUCLOS, de Tours — Cité par Grasset. Clinique médicale, 1896.

VERNEUIL. — Cité par Sarda et Vires. *In* Revue de la tuberculose, juillet, 1894.

WIRCHOW. — Pathologie cellulaire. Traduction Picard. Paris, 1861. Ueber die Verschiedenheit von phtisie et tuberculos, 1852.

WUNDERLICH. — Handbrich der pathologie und therapie.

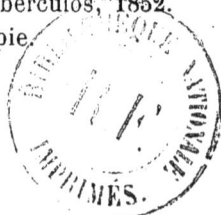

www.ingramcontent.com/pod-product-compliance
Lightning Source LLC
Chambersburg PA
CBHW050532210326
41520CB00012B/2542